BEI GRIN MACHT SICH IHR WISSEN BEZAHLT

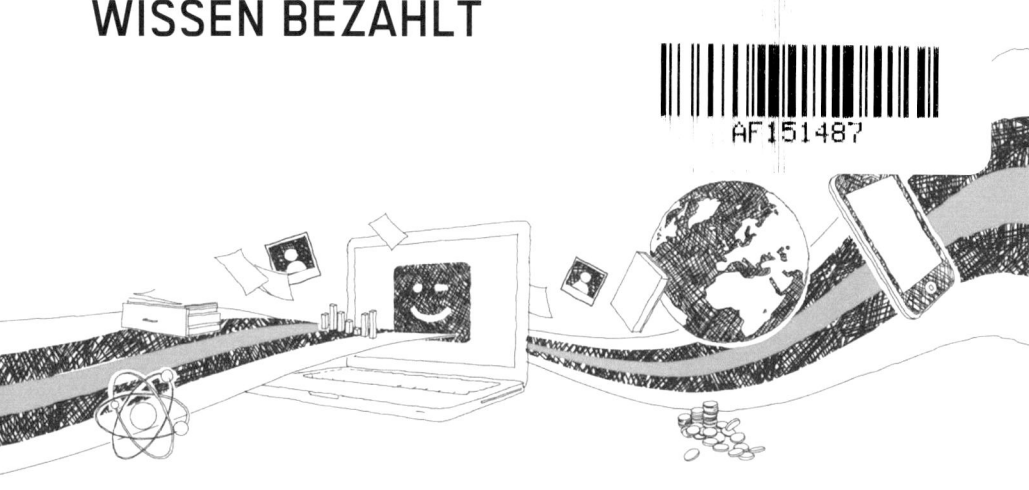

- Wir veröffentlichen Ihre Hausarbeit, Bachelor- und Masterarbeit

- Ihr eigenes eBook und Buch - weltweit in allen wichtigen Shops

- Verdienen Sie an jedem Verkauf

Jetzt bei www.GRIN.com hochladen und kostenlos publizieren

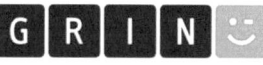

Bibliografische Information der Deutschen Nationalbibliothek:

Die Deutsche Bibliothek verzeichnet diese Publikation in der Deutschen National-
bibliografie; detaillierte bibliografische Daten sind im Internet über http://dnb.d-
nb.de/ abrufbar.

Impressum:

Copyright © 2015 GRIN Verlag, Open Publishing GmbH
Druck und Bindung: Books on Demand GmbH, Norderstedt Germany
ISBN: 9783668507494

Dieses Buch bei GRIN:

http://www.grin.com/de/e-book/371610/armut-macht-krank-strategien-der-
gesundheitsfoerderung-fuer-alleinerziehende

Nancy Kolling

Armut macht krank. Strategien der Gesundheitsförderung für alleinerziehende Mütter

GRIN Verlag

GRIN - Your knowledge has value

Der GRIN Verlag publiziert seit 1998 wissenschaftliche Arbeiten von Studenten, Hochschullehrern und anderen Akademikern als eBook und gedrucktes Buch. Die Verlagswebsite www.grin.com ist die ideale Plattform zur Veröffentlichung von Hausarbeiten, Abschlussarbeiten, wissenschaftlichen Aufsätzen, Dissertationen und Fachbüchern.

Besuchen Sie uns im Internet:

http://www.grin.com/

http://www.facebook.com/grincom

http://www.twitter.com/grin_com

Hochschule Magdeburg-Stendal

Fachbereich Sozial- und Gesundheitswesen

Fernstudiengang Angewandte Gesundheitswissenschaften

Modul: "Einführung in die Gesundheitswissenschaften, die Techniken des
wissenschaftlichen Arbeitens und die Arbeit mit dem Internet"

Armut macht krank

Strategien der Gesundheitsförderung zum Abbau sozial bedingter gesundheitlicher Ungleichheit am Beispiel der Zielgruppe alleinerziehender Mütter

Eingereicht von:

Nancy Kolling

Inhaltsverzeichnis

1. Einleitung

Obwohl Deutschland zu den reichsten Ländern der Welt gehört, wird die von einem Armutsrisiko betroffene Bevölkerungsgruppe immer größer. Ein direkter Zusammenhang zwischen Armut und Gesundheit wurde bereits durch zahllose Studien belegt (Lampert & Kroll, 2010, S.1).

Von Armut betroffene Menschen schätzen demnach ihren allgemeinen Gesundheitszustand schlechter ein, leiden häufiger an chronischen Erkrankungen, Schmerzen, allgemeinen Gesundheitsbeschwerden und fühlen sich in ihrer Lebensqualität gesundheitlich eingeschränkt (Lampert & Kroll, 2010, S.1). Darüber hinaus unterscheidet sich auch das Gesundheitsverhalten dieser Bevölkerungsgruppe in Bezug auf die Risikofaktoren Rauchen, Bewegungsmangel und Adipositas deutlich vom Verhalten der Personen mit einem höheren Einkommen (Lampert & Kroll, 2010, S.4).

In der vorliegenden Arbeit wird der Zusammenhang von Armut und Gesundheit an Hand der Zielgruppe der alleinerziehenden Mütter betrachtet. Auf der Basis epidemiologischer Daten wird die These „Armut macht krank" begründet und Ansätze zur Lösung des Problems entwickelt.

Alleinerziehende Mütter sind explizit gesundheitlichen Belastungen ausgesetzt. Die Erziehung der Kinder, das Sorgen für den Lebensunterhalt und auch das Führen des Haushaltes stellt sie vor großen Herausforderungen (Helfferich, Hendel-Kramer & Klindworth, 2003, S.5).

Vor dem Hintergrund, dass der Anteil der Frauen unter den Alleinerziehenden mit 88% besonders charakteristisch ist, befasst sich diese Arbeit hauptsächlich mit alleinerziehenden Müttern. Bei dieser Zielgruppe handelt es sich um Frauen ohne Partner oder Ehemann, die mit mindestens einem oder mehreren Kindern unter 18 Jahren in einem Haushalt zusammenleben. Um den Beweis der sozialen Ungleichheit im Gesundheitskontext zu erbringen, werden sie hier mit der Gruppe der verheirateten Mütter oder Müttern in Paarfamilien verglichen (Helfferich, 2003, S.5).

2. Begriffsbestimmung

Nachfolgend werden die Begriffe Armut, Gesundheit, Gesundheitsförderung erklärt und definiert.

2.1 Definition Armut

„Der Entwicklungsausschuss der OECD (DAC) versteht unter Armut verschiedene Arten von Entbehrungen im Zusammenhang mit der Unfähigkeit, menschliche Grundbedürfnisse zu befriedigen. Zu diesen Bedürfnissen gehören vor allem der Konsum und die Sicherheit von Nahrungsmitteln, Gesundheitsversorgung, Bildung, Ausübung von Rechten, Mitsprache, Sicherheit und Würde sowie menschenwürdige Arbeit.

Als absolute Armut ist dabei ein Zustand definiert, in dem sich ein Mensch die Befriedigung seiner Bedürfnisse nicht leisten kann. Relative Armut beschreibt Armut im Verhältnis zum jeweiligen Umfeld eines Menschen." (BMZ)

2.2 WHO-Definition von Gesundheit

„Gesundheit ist ein Zustand vollkommenen körperlichen, geistigen und sozialen Wohlbefindens und nicht allein das Fehlen von Krankheit und Gebrechen." (WHO, 1946)

2.3 Gesundheitsförderung

„Gesundheitsförderung ist nach dem Verständnis der WHO ein Konzept, das bei der Analyse und Stärkung der Gesundheitsressourcen und -potenziale der Menschen und auf allen gesellschaftlichen Ebenen ansetzt."

Die Ottawa-Charta entwickelte 1986 fünf Handlungsfelder (das Mehrebenenmodell) und drei Handlungsstrategien zur Gesundheitsförderung:

1. Anwaltschaft für Gesundheit
2. Befähigen und ermöglichen
3. Vermitteln und vernetzen

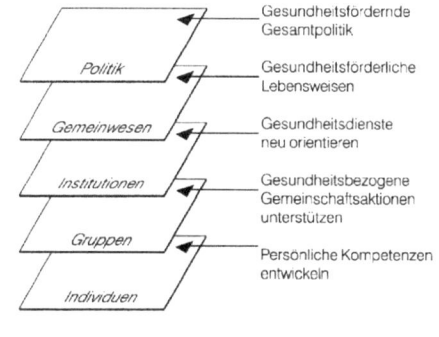

Abbildung 1: Das Mehrebenenmodell mit den fünf Handlungsfeldern der Gesundheitsförderung (entnommen aus: Leitbegriffe der Gesundheitsförderung, 2003, S.75)

Bezeichnend für die Konzeption der Gesundheitsförderung ist die Orientierung an den salutogenetischen Perspektiven. Nach dem Modell der Salutogenese (Antonovsky) sollen die Ressourcen und Potenziale erhalten und gestärkt werden, um die Gesundheitsrisiken zu reduzieren (Kaba-Schönstein, 2003, S.73, S.105).

2.4 Setting-Ansatz

Im Setting-Ansatz setzt Gesundheitsförderung in den jeweiligen Lebenswelten der Menschen an. So soll eine bessere Erreichbarkeit der Zielgruppe, eine Aktivierung sowie eine Stärkung der Ressourcen und eine Verringerung von Gesundheitsrisiken erreicht werden (Naidoo & Wills, 2010, S.310).

3. Die Lebenssituation alleinerziehender Frauen

Das RKI weist in seiner Veröffentlichung „Gesundheit alleinerziehender Mütter und Väter" darauf hin, dass alle Untersuchungen zur Lebenssituation Alleinerziehender übereinstimmend zu dem Ergebnis kommen, dass diese Bevölkerungsgruppe im besonderen Maße ökonomisch belastet ist (Helfferich, 2003, Heft 14, S.5). Ein wichtiger Aspekt dabei ist die Erwerbstätigkeit und die Einkommenssituation der alleinerziehenden Frauen.

Während einige von ihrer Erwerbstätigkeit leben können, sind viele Frauen dieser Bevölkerungsgruppe auf Transferzahlungen z. B. Arbeitslosengeld I, Arbeitslosengeld II, Sozialhilfe angewiesen (Mikrozensus, 2009, S.25).

Wie das Bundesministerium für Gesundheit im Jahr 2003 bekannt gab, betrug der Anteil der von Armut betroffenen Alleinerziehenden zum Zeitpunkt der Erhebung 35,4% (Lampert, Saß, Häfelinger & Ziese, 2008, S.85).

Die finanzielle Situation ist mit einer großen psychischen Belastung und einer deutlichen Beeinträchtigung der Gesundheit der Alleinerziehenden verknüpft.

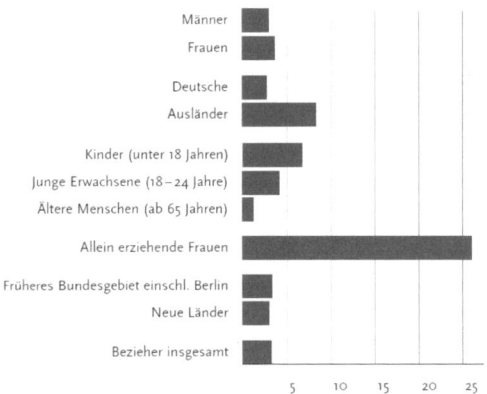

Abbildung 2: Sozialhilfequoten in verschiedenen Bevölkerungsgruppen am Jahresende 2002, Statistisches Bundesamt 2003 (entnommen aus: „Gesundheitsberichterstattung des Bundes, Armut, soziale Ungleichheit und Gesundheit")

Abbildung 2 verdeutlicht, wie signifikant hoch die Zahl der alleinerziehenden Frauen, die Sozialhilfe bekommen, im Vergleich zu anderen Bevölkerungsgruppen ist. Neben dem Alter, dem Geschlecht und den Erbanlagen wird die Gesundheit in besonderem Maße auch von sozio-ökonomischen Determinanten beeinflusst. Dazu gehören unter anderem das Einkommen, die Bildung und der Lebensstandard (Naidoo & Wills, 2010, S.25-26).

Betrachtet man die Ergebnisse des Mikrozensus 2009, so steht außer Frage, dass es eine enge Assoziation zwischen der Erwerbslosigkeit und einem niedrigen Bildungsstand gibt. Entsprechend dieser Studie wiesen 45% der erwerbslosen alleinerziehenden Mütter einen niedrigen Bildungsstatus auf (Mikrozensus, 2009, S.23). In Hinblick auf die Wohnsituation, den Lebensstandard, die Lebenszufriedenheit und das Haushaltseinkommen lässt sich auch hier ein Zusammenhang erkennen. Betrachtet man die Befundlage der Gesundheitsberichterstattung des Bundes, Heft 14, zu den Lebensbereichen, so zeigt sich im Vergleich zu den verheirateten Müttern abermals ein deutlicher Unterschied. Hier werden die verheirateten Mütter eindeutig zufriedener dargestellt (Helfferich, 2003, S.11). Ebenso konnte eine Einschränkung sozialer Kontakte bei den alleinerziehenden Frauen nachgewiesen werden. Durch die fehlende Unterstützung im sozialen Umfeld sind alleinerziehende Mütter stärker belastet und die Bewältigung des Alltags gestaltet sich problematischer. Hieraus kann sich ggf. eine Überforderung oder auch Resignation der betroffenen Frauen ergeben (Helfferich, 2003, S.9-10).

4. Der Gesundheitszustand alleinerziehender Mütter

Die finanzielle Lage, aber auch die alleinige Erziehung der Kinder und die Sorge für den Haushalt haben nachweislich große Auswirkungen auf die Gesundheit von alleinerziehenden Müttern. Sowohl physisch als auch psychisch sind diese Mütter besonderen Belastungen ausgesetzt (Lampert, 2008, S.85).

Das Robert Koch Institut veröffentlichte im Rahmen der Studie „Armut, soziale Ungleichheit und Gesundheit" (2003), dass Alleinerziehende ihren allgemeinen Gesundheitszustand vergleichsweise schlechter einschätzten als die Gruppe der verheirateten Mütter. Insbesondere nicht erwerbstätige Alleinerziehende sind mit ihrem subjektiven Gesundheitszustand unzufrieden. Dies fördert die Annahme, dass das tatsächliche Einkommen eng mit dem individuellen Gesundheitsempfinden zusammenhängt (Lampert, 2008, S.89-90).

Auch hinsichtlich der emotionalen Belastungen sind die Unterschiede zur Vergleichsgruppe signifikant. Entsprechend der Gesundheitsberichterstattung des Bundes wurde deutlich, dass insbesondere die finanziellen Probleme, die unsichere Zukunft, die Unzufriedenheit mit der Wohnsituation und die Überforderung in der

Familie von den Alleinerziehenden als sehr belastend empfunden wurde. Diese Stressoren wirken sich nachweislich auf das psychische Wohlbefinden aus. Im Vergleich zu verheirateten Müttern fühlten sich wesentlich mehr Alleinerziehende oft sehr nervös, niedergeschlagen, entmutigt und traurig. Insgesamt gaben die alleinerziehenden Mütter eine schlechtere psychische Befindlichkeit an als verheiratete Mütter (Helfferich, 2003, S.9-13).

Im Hinblick auf die Morbidität und Fragen nach ausgesuchten chronischen Erkrankungen bezogen auf die Lebenszeitprävalenz ist der Unterschied zwischen beiden Gruppen signifikant (Helfferich, 2003, S.11). Hier zeigte sich bei bestimmten Krankheiten eine Differenz von 10% zur Vergleichsgruppe. Alleinerziehende Mütter gaben an, besonders unter Migräne, psychischen Erkrankungen, Nierensteinen, Nierenkoliken und auch Nierenbeckenentzündungen zu leiden. Auch bei Erkrankungen, wie chronische Bronchitis, Leberentzündungen und Erkrankungen der Gebärmutter, der Eierstöcke und Eileiter zeigte sich ein kennzeichnender Unterschied. Auch hier waren die alleinerziehenden in besonderem Maße betroffen (Helfferich, 2003, S.11).

ausgewählte Krankheiten**	Alleinerziehende Mütter n=89	Verheiratete Mütter n=728
chronische Bronchitis*	9,0	3,9
Leberentzündung, Hepatitis*	10,2	4,1
Nierenbeckenentzündung*	23,6	14,2
Nierensteine, Nierenkolik*	15,7	5,2
Migräne	36,0	26,3
psychische Erkrankung*	24,7	10,9
Kontaktallergien	25,0	34,8
sonstige Allergien	14,9	20,4
Erkrankungen der Gebärmutter, Eierstöcke, Eileiter	25,3	17,2

* signifikanter Gruppenunterschied bei p<0.05
** es werden nur die Krankheiten dargestellt, bei denen Gruppen-
unterschiede von mehr als 5 Prozentpunkten auftreten

Abbildung 3: Lebenszeitprävalenz ausgewählter Krankheiten, Angaben in Prozent
(Entnommen aus: Gesundheitsberichterstattung Heft 14, Gesundheit
alleinerziehender Mütter und Väter)

Die Abbildung 3 veranschaulicht die Unterschiede zwischen den beiden Vergleichsgruppen. Sie zeigt, dass Alleinerziehende häufiger von Krankheit betroffen sind.

5. Das Gesundheitsverhalten alleinerziehender Mütter

Hinsichtlich des Gesundheitsverhaltens sind auch hier bei alleinerziehenden Müttern drastische Unterschiede zur Vergleichsgruppe der verheirateten Mütter erkennbar. In Bezugnahme auf den Tabakkonsum konnte in einträglichen Studien ein Zusammenhang zwischen einem geringen Einkommen und einem niedrigen Bildungsstand nachgewiesen werden. Das RKI veröffentlichte im Rahmen der Studie „Tabakprävention in Deutschland", dass 53,1% der alleinerziehenden Frauen rauchen, dem gegenüber zeigte sich, dass Frauen und Männer in Paarbeziehungen mit Kindern die niedrigste Raucherquote aufwiesen (Lampert, 2010, S.108-113). Darüber hinaus achten alleinerziehende Mütter weniger auf ihre Essgewohnheiten und eine gesunde Ernährung. Betrachtet man das Bewegungs- und Sportverhalten, so lässt sich auch hier ein Unterschied zwischen den beiden Bevölkerungsgruppen feststellen. So gaben 53,9% der alleinerziehenden Mütter an, in den letzten 3 Monaten kein Sport gemacht zu haben, in der Gruppe der verheirateten Mütter waren es 44.9%. Indes gaben aber 30,3% der Alleinerziehenden an, mindestens 3mal in der Woche so aktiv zu sein, dass sie dabei „ins Schwitzen oder außer Atem geraten". Bei den verheirateten Müttern waren es 27,2%. Hinsichtlich der Inanspruchnahme gesundheitsfördernder Maßnahmen zeigt sich, dass es hier insbesondere auf Grund des finanziellen Status Alleinerziehender auf die Finanzierung der jeweiligen Kurse oder Angebote ankommt (Helfferich, 2003, S.17). Bei Untersuchungen der Inanspruchnahme medizinischer Leistungen fiel besonders auf, dass Alleinerziehende weniger Vorsorgeuntersuchungen in Anspruch nehmen. Auch in Bezug auf den Medikamentenkonsum ergeben sich signifikante Unterschiede zwischen den beiden Gruppen. Insbesondere der Einsatz von Schmerzmitteln und auch Arzneimitteln „mit anzunehmender psychotroper Wirkung" ist bedeutend hoch, was wenig verwunderlich ist, wenn man die physischen und psychischen Belastungen alleinerziehender Frauen in Betracht zieht.

6. Gesundheitsfördernde Ansätze

In Anlehnung an das Mehrebenenmodell der Gesundheitsförderung gibt es eine ganze Reihe gesundheitsbezogener Maßnahmen für alleinerziehende Mütter, die folglich im Vordergrund der Betrachtung stehen.

6.1 Allgemeine Betrachtung

In Hinblick auf die Vorsorge und Rehabilitation ist am 1. August 2002 das „Gesetz zur Verbesserung der Vorsorge und Rehabilitation für Mütter und Väter" auf den Weg gebracht worden. Im Vordergrund stehen dabei Kuraufenthalte bei voller Kostenübernahme. Abgesehen davon gibt es auch die „Härtefallregelungen der gesetzlichen Krankenkassen". Hier werden die Versicherten von sämtlichen Zuzahlungen für gesundheitsbezogene Leistungen befreit. Auch ist im Jahre 2002 das „Gesetz zur Verbesserung des Zuschusses zu ambulanten medizinischen Vorsorgeleistungen" (§ 23 SGB V) in Kraft getreten (Helfferich, 2003, S.21). Auf dieser Basis sollte die Inanspruchnahme medizinischer Leistungen und Vorsorgemaßnahmen für Alleinerziehende, zumindest aus finanzieller Sicht, kein Problem mehr darstellen.

Insbesondere im Hinblick auf die vielfachen sozioökonomischen Belastungen und ihre Auswirkungen auf die Gesundheit alleinerziehender Mütter, ist es wichtig in den Lebenswelten dieser Bevölkerungsgruppe anzusetzen. Da hauptsächlich erwerbslose Mütter von dieser Problematik betroffen sind und eine Erreichbarkeit der betrieblichen Gesundheitsförderung nur selten gegeben ist, gilt es hier in den Settings Gemeinde oder der Stadt anzusetzen. Die Bundeszentrale für gesundheitliche Aufklärung hat im Jahre 2003 den „Kooperationsverbund gesundheitliche Chancengleichheit" auf den Weg gebracht. Dazu gehören z. B. die Bundesagentur für Arbeit, gesetzliche Krankenkassen, Ärzteverbände, alle Landesvereinigungen für Gesundheit und viele mehr. Die Vernetzung verschiedener Akteure kann die Erreichbarkeit zur Gesundheitsförderung dieser Bevölkerungsgruppe in ihren Settings besser gewährleisten, z. B. durch die Agentur für Arbeit, Familienbildungsstätten oder Krankenkassen, um dann Maßnahmen anzubieten, die die allgemeine Lebenssituation dieser besonders sozioökonomisch und gesundheitlich belasteten Frauen verbessern, ihre Ressourcen stärken und die Gesundheitsrisiken verringern (GKV, 2013, S.24). Auch die Inanspruchnahme der Familienberatungsstellen und der „Verband alleinerziehender Mütter und Väter" können bei der Lösung von Problemen in der Alltagsbewältigung hilfreich sein

(Helfferich, 2003, S.21). Betrachtet man die Thematik der Kinderbetreuung, so ist auch hier ein neues, wegweisendes Gesetz in Kraft getreten. Seit dem 1. August 2013 gibt es einen Rechtsanspruch auf Betreuung für alle Kinder ab dem 1. vollendeten Lebensjahr (Bundesregierung). Vor diesem Hintergrund wird die Vereinbarkeit von Beruf und Kinder erheblich erleichtert. Um die Lebenslagen, insbesondere die finanzielle Situation als Ausgangspunkt, zu verbessern, ist es wichtig, die Frauen bei der Aufnahme einer Erwerbstätigkeit zu unterstützen. Das geschieht in Form von ganzheitlichen Projekten, Coachings, Einzelberatungen und Gruppenkursen. Ein besonders hervorzuhebendes Beispiel für ganzheitliche Konzepte ist das Projekt „Vorfahrt für Alleinerziehende", das nachfolgend beschrieben wird.

6.2 Best Practice Beispiel „Vorfahrt für Alleinerziehende"

Dieses beispielhafte Projekt, das im Kreis Kleve erfolgreich durchgeführt wurde, richtete sich an erwerbslose, alleinerziehende Mütter. Finanziell unterstützt wurde diese Maßnahme vom Bundesministerium für Arbeit und Soziales und den europäischen Sozialfonds. Auf Grund der Zusammenarbeit der SOS-Kinderdörfer, dem Theodor-Brauer-Haus und Integra konnten in 4 „Knotenpunkten", unter anderem auch in Emmerich am Rhein, intensive Coachings in Form von Einzelberatungen und Gruppenkursen durchgeführt werden. Themen der Gruppenkurse waren z. B. Schuldnerberatungen, Bewerbungstrainings, Erste-Hilfe-Kurse, „Starke Eltern - starke Kinder", Stärkung des Selbstbewusstseins (in den Orientierungskursen) und Angebote zum Thema „gesunde Ernährung". Hier war die Verfasserin dieser Arbeit für den Knotenpunkt Emmerich am Rhein involviert. Um das Ernährungsbewusstsein zu stärken, wurden hier neben dem gesunden Kochen für Kinder auch ein gesunder Lebensstil und der kostensparende Einkauf gesunder Lebensmittel thematisiert.
Außerdem gab es Hilfen bei der Nachholung von Schulabschlüssen und beruflichen Ausbildungen und Qualifikationen. Rückblickend lässt sich feststellen, dass viele der Projekt-Teilnehmerinnen ihre allgemeine Lebenssituation verbessert haben (SOS Kinderdörfer, Theodor-Brauer-Haus, Integra).

7. Fazit und Ausblick

Zusammenfassend lässt sich festhalten, dass die wesentlichen Indikatoren, wie ein geringes Einkommen und ein niedriger Bildungsstatus, mit signifikanten physischen, sowie psychischen Beeinträchtigungen und einem erhöhtem gesundheitlichen Risiko eng verbunden sind. Aus gesundheitsspezifischer Betrachtung ist es wichtig, die Lebenssituation Alleinerziehender zu verbessern und den Fokus auf die Bildung und vor allem das Einkommen zu richten. So beispielhafte Projekte, wie das oben aufgeführte „Vorfahrt für Alleinerziehende", sollten verstärkt angeboten werden. Der Einstieg in die Berufstätigkeit, ein höheres Einkommen, die Verbesserung der Bildung, eine Erweiterung sozialer Kontakte, die Vereinbarung von Beruf und Kindererziehung fördern unter anderem auch das Selbstwertgefühl und vor allem die gesamtgesellschaftliche Anerkennung dieser Frauen.

8. Quellennachweis

Bundesregierung, www. bundesregierung.de, Jahresbericht im Kabinett, Rechtsanspruch auf Betreuung

BMZ, www.bundesministerium für wirtschaftliche zusammenarbeit.de/de/service/glossar, Lexikon der Entwicklungspolitik

GKV Spitzenverband, MDS Medizinischer Dienst des Spitzenverbandes Bund der Krankenkassen e. V., 2014, Präventionsbericht 2014, Leistungen der gesetzlichen Krankenversicherung. Primärprävention und betriebliche Gesundheitsförderung, Berichtjahr 2013

Helfferich, C., Hendel-Kramer, A., Klindworth, H., (2003), Gesundheitsberichterstattung des Bundes Heft 14, Gesundheit alleinerziehender Mütter und Väter, Herausgeber Robert Koch-Institut

Kaba-Schönstein, L. (2003), Leitbegriffe der Gesundheitsförderung, Glossar zu Konzepten, Strategien und Methoden in der Gesundheitsförderung, 4. erweiterte und überarbeitete Auflage, Redaktionsgruppe: Peter Franzkowiak, Lotte Kaba-Schönstein, Manfred Lehmann, Peter Sabo, Fachverlag Peter Sabo

Lampert, T. (2010), Soziale Determinanten des Tabakkonsums bei Erwachsenen in Deutschland, Leitthema: Tabakprävention in Deutschland, FG24 Gesundheitsberichterstattung, Berlin, Herausgeber Robert Koch-Institut

Lampert, T., Kroll, LE (2010), Armut und Gesundheit, GBE KOMPAKT 5/10, Zahlen und Trends aus der Gesundheitsberichterstattung des Bundes, Herausgeber Robert Koch-Institut, S.1-4

Mikrozensus (2009), Alleinerziehende in Deutschland, Ergebnisse des Mikrozensus 2009, Begleitmaterial zur Pressekonferenz am 29. Juli 2010, Statistisches Bundesamt

Naidoo, J., Wills J. (2010) Lehrbuch der Gesundheitsförderung, Überarbeitete, aktualisierte und durch Beiträge zum Entwicklungsstand in Deutschland erweiterte Auflage (2. Auflage), Herausgeber: Bundeszentrale für gesundheitliche Aufklärung

Lampert, T., Saß A.C., Häfelinger M., Ziese T. (2008), Armut, soziale Ungleichheit und Gesundheit, Beiträge zur Gesundheitsberichterstattung des Bundes, Expertise des Robert Koch-Instituts, 2. Armuts-und Reichtumsbericht der Bundesregierung, S.83-93

SOS Kinderdorf Niederrhein, Theodor-Brauer-Haus, integra GmbH (2012), Abschlussbericht zum Projekt „Vorfahrt für Alleinerziehende"

WHO, Weltgesundheitsorganisation

BEI GRIN MACHT SICH IHR
WISSEN BEZAHLT

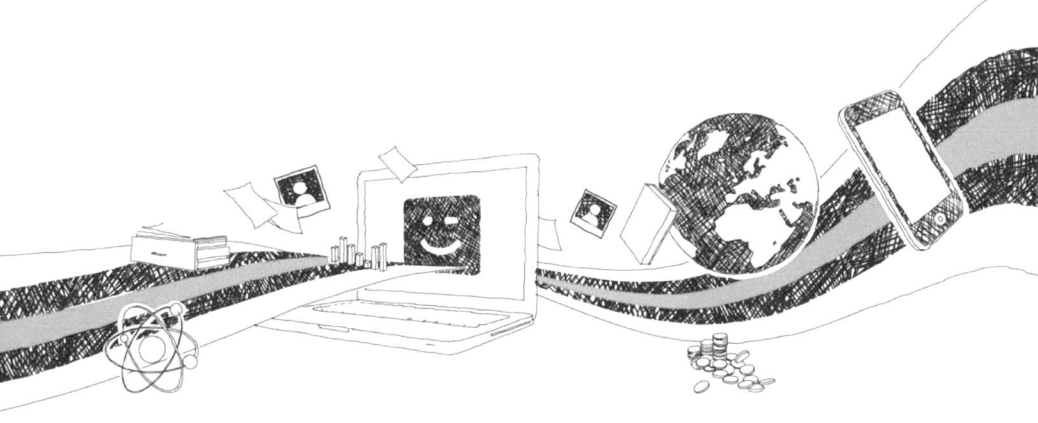

- Wir veröffentlichen Ihre Hausarbeit,
  Bachelor- und Masterarbeit

- Ihr eigenes eBook und Buch -
  weltweit in allen wichtigen Shops

- Verdienen Sie an jedem Verkauf

Jetzt bei www.GRIN.com hochladen
und kostenlos publizieren

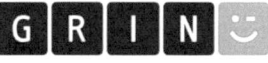